LE
TRAITEMENT
DU
CARREAU

de la diarrhée infantile
gastro-entérite
et troubles fonctionnels
(d'origine infectieuse)
du tube digestif des
enfants du premier âge

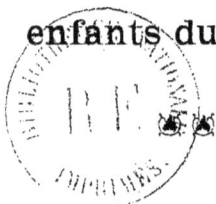

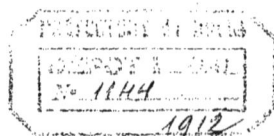

LE
TRAITEMENT
DU
CARREAU

de la diarrhée infantile
gastroentérite
et troubles fonctionnels
(d'origine infectieuse)
du tube digestif des
enfants du premier âge

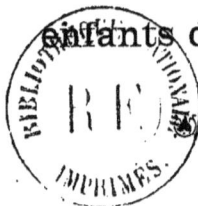

SOMMAIRE

Traitement du Carreau et des Troubles fonctionnels (d'origine infectieuse) du tube digestif des enfants du premier âge

AVANT-PROPOS

Les troubles fonctionnels du tube digestif de l'enfant apparaissent sous l'influence de causes multiples et d'origine souvent obscure. Le seul fait de la Multplicité des traitements implique que les résultats obtenus jusqu'à aujourd'hui sont très incomplets.

Cette médication en faveur aujourd'hui ne le sera plus demain.

Des observations personnelles m'ont suggéré une idée nouvelle ouvrant un large champ à l'étude.

Ce travail ébauché sur les bancs de l'école, je l'ai continué en y apportant toute la précision acquise par l'exemple de mon ancien et éminent professeur, Monsieur Radais, avec les moyens dont je dispose dans mon modeste laboratoire.

J'ai cru bon de les résumer dans cette brochure, à seule fin de laisser au praticien et à des noms plus autorisés que le mien le soin de les vérifier et de les compléter.

La genèse de la Méthode

Le colibacille existe en permanence dans le tube digestif de l'homme.

Escherich l'a isolé dans les selles des nourrissons et des expériences personnelles m'ont démontré qu'il *s'y rencontre quelques heures après la naissance* au moins aux deux extrémités (bouche et rectum).

Sur 10 tubes de bouillon peptonisé, 8 sont ensemencés les uns avec des mucosités salivaires buccales, les autres avec du méconium. 7 ont donné des cultures classiques de colibacille ; un est contaminé par des mucors.

Considéré comme saprophyte sans importance, l'on n'a pas tardé à s'apercevoir de son *abondance* ainsi que de ses *modifications* dans certaines manifestations pathologiques de l'intestin.

Il est acquis que ce bacille joue un rôle important dans la pathogénie de toutes les affections intestinales.

Rodet et Roux ont démontré combien parfois il est difficile de se prononcer entre le Bacillus Thyphosus et le Bacillus coli.

La seule différence consistant dans des réactions particulières et dans la fixité des caractères d'une part pour le Bacillus Thyphosus et la grande variabilité du Colibacille dans ses propriétés.

Certains auteurs pensent que le bacille de la diarrhée infantile ne serait qu'une simple modification du Colibacille ayant acquis une virulence essentiellement contingente n'apparaissant que dans des conditions déterminées avec des propriétés nouvelles d'exception pathologique.

L'état dyspeptique et l'embarras gastrique, qui précèdent toujours le Carreau et la diarrhée bacillaire, sont les premières modifications pathologiques du tube digestif. Le colibacille qui vivait alors en commensal inoffensif se trouve dans les conditions requises les plus favorables pour se montrer avec ses propriétés nouvelles et sa virulence.

L'allaitement maternel devient de plus en plus rare, même dans nos campagnes où les jeunes nourrissons sont gavés de lait de vache pur, sans aucune méthode et dans des conditions d'hygiène déplorables.

Installé depuis 12 ans au milieu d'une population ouvrière où l'allaitement au sein a presque complètement disparu, j'ai été frappé

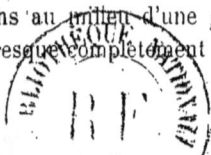

par la mortalité considérable des jeunes enfants. Une simple visite au cimetière suffit à se rendre à l'évidence.

L'enfant dont la mère travaille est confié le plus souvent à l'aîné âgé de 12 ans au maximum ; pour calmer les cris et les pleurs l'on administre sans aucune méthode le biberon, de propreté douteuse, les bouillies et les farines plus ou moins lactées.

Le frêle estomac du petit être gavé d'aliments disproportionnés à son âge est bientôt réduit à l'impuissance.

Le lait pur est trop riche en corps gras (15 à 20 cent. cubes de crème par litre) conséquemment de digestion très difficile pour l'enfant. Et sa durée de séjour dans le tube digestif, étant de beaucoup supérieure au temps normal de la digestion, il en résulte des fermentations complexes ayant pour conséquences l'inertie stomacale, l'atonie gastro-intestinale, la dyspepsie, l'embarras gastrique.

L'amaigrissement progressif et la *phosphaturie* sont les premiers symptômes de la maladie qui aura bientôt raison de l'enfant.

Apparaissent ensuite les vomissements, la diarrhée ou la constipation opiniâtre, les selles à odeur putride.

A partir de ce moment, le diagnostic est facile: C'est le carreau avec l'augmentation constante de l'abdomen, la sensibilité très grande au toucher des ganglions du mesentère considérablement grossis et de percussion facile. La maigreur caractéristique des membres, le facies ridé, simiesque, donnant un air vieillot à l'enfant, (athrepsie), le muguet, les dermatoses (eczéma, prurigo strophulus), les convulsions provoquées par l'autointoxication, le collapsus et la mort.

Cette maladie très connue des mamans est baptisée des noms les plus bizarres (sec, fièvre sèche, fièvre étique, décroît, fiure de l'os). Les enfants sont souvent soignés par des commères avec des pommades dans la composition desquelles entrent des produits innommables accompagnés de prières et de signes cabalistiques. Plusieurs fois j'ai eu l'occasion de voir de jeunes nourrissons enduits sur tout le thorax et l'abdomen de cette mixture infecte, enveloppés de linges souillés recueillis à dessein pour l'occasion dont l'aspect était repoussant (horresco referens).

Mon attention a été mise en éveil par certaines guérisons spontanées dont voici deux exemples frappants pris au hasard parmi beaucoup d'autres.

Enfant P., âgé de vingt-trois mois, allaité avec du lait d'une même vache présentant les symptômes que j'ai rapidement énumérés. La vache cesse de ruminer; pour ramener les contractions de la panse il lui est administré un mélange carminatif journalier composé d'émétique (10 gr.), rhubarbe, gentiane, etc.

A partir de ce moment, un bien-être manifeste apparaît chez l'enfant avec disparition progressive des symptômes alarmants et bientôt suivi d'une guérison complète.

Des analyses du lait de cette vache accusent nettement la présence de sels antimoniaux.

Enfant K., âgé de 34 mois. Alimentation mixte, présente les mêmes symptômes, avec complication de Tracheobronchite. Le médecin traitant ordonne une potion classique a l'oxyde blanc d'antimoine avec révulsifs. La potion fait d'une pierre deux coups : trachéobronchite, diarrhée bacillaire, tout disparaît. Je suis persuadé que chaque médecin a, dans sa carrière, été témoin de quantités de guérisons de ce genre sans y attacher d'importance.

Pensant que les sels antimoniaux n'étaient pas étrangers à ces guérisons spontanées, j'ai voulu m'en assurer au point de vue bactériologique.

Expérimentation Bactériologique

L'examen microscopique approfondi des selles d'enfants atteints de carreau m'y a révélé la présence constante d'une flore complexe en même temps qu'une *bactérie* assez courte arrondie aux deux extrémités présentant de très grandes analogies avec le colibacille ayant une motilité évidente, conservant une très grande fixité de caractères dans les différents milieux de cultures toujours colorées en jaune verdâtre ne liquéfiant pas la gélatine, se développant peu dans le canal de la piqûre. Se colorant par les méthodes ordinaires offrant une certaine résistance à la décoloration par le grahm.

Après avoir préparé un certain nombre de milieux de culture (bouillon peptonisé, sérum solidifié, gelatine d'Elsner, blancs d'œufs cuits, pommes de terre alcalines), ils sont répartis dans des tubes, ballons et bocks de Petri, stérilisés à l'autoclave et ensemencés par séries avec une jeune culture de bacilles ci-dessus ensemencée elle-même avec des matières fécales d'enfant malade.

Une partie des milieux a été additionnée d'une solution stérilisée de sels antimoniaux divers avec ou sans addition d'acide lactique ou chlorhydrique.

Toutes ces cultures sont transportées dans une étuve à eau chaude de Cornil et Babes à une température comprise entre 20 et 40°.

Après un temps plus ou moins long variant avec la nature du milieu et la température, les cultures ensemencées telles, sans addition, donnent lieu au développement d'une bactérie dont les caractères ont été décrits.

Les tubes de bouillon laissent déposer un sédiment jaune verdâtre, les milieux solides des colonies en surface à contours irréguliers en mammelons avec coloration jaune vert, ne liquéfiant pas la gélatine et se développant très peu dans le canal de la piqûre.

Les milieux additionnés de sels d'antimoine spéciaux ont donné naissance à des colonies de même aspect avec cette différence que la coloration verte a été très fruste pour disparaître ensuite totalement.

Les acides lactique et chlorhydrique (¹) favorisent considérablement la disparition de cette coloration ; dans certains milieux, elle n'apparaît pas.

Cette expérience semble démontrer qu'à la faveur d'agents chimiques le bacille court colorant en vert les cultures n'est qu'une simple transformation du colibacille ou du moins s'il ne se transforme pas il semble disparaître pour faire place au colibacille saprophyte commensal inoffensif.

Réciproquement, la virulence du colibacille peut, du reste, s'acquérir expérimentalement par le passage dans le péritoine du cobaye ; elle s'atténue, comme nous venons de le voir, sous l'influence de bien des causes.

Les sels d'antimoine ne sont d'ailleurs pas les seuls à présenter ces propriétés. Certains sels d'étain, de plomb, donnent lieu à l'observation des mêmes phénomènes avec une insensité atténuée.

Expérimentation clinique et Indications

Ces phénomènes se passant in vitro et concordant avec des observations personnelles précitées, j'ai pensé qu'il pourrait être

---

(1) L'action des acides lactique et chlorhydrique explique pourquoi la méthode de Hayem dans le traitement de la diarrhée verte bacillaire est parfaitement rationnelle, mais souvent insuffisante.

utile de faire prendre de tels médicaments aux enfants malades atteints de carreau, diarrhée bacillaire, gastro-entérite et que la flore complexe de l'intestin des malades, sous l'influence de ces agents ne pouvait que se modifier, se simplifier et faire place à une flore normale concordant avec la guérison de l'enfant.

Il fallait à l'enfant, au nourrisson, un médicament d'une inocuité absolue. Grâce à une heureuse combinaison, sel double gratifié du nom de Stibiol, ainsi qu'à une étude méthodique et raisonnée de la posologie, je suis arrivé avec le concours bienveillant de plusieurs médecins amis à établir une formule qui nous a donné les meilleurs résultats.

MODE D'EMPLOI DU STIBIOL

Enfants de moins de 3 mois : *2 fois par jour,
à midi et le soir, 5 gouttes.*

Augmenter tous les jours de deux gouttes, c'est-à-dire une goutte à chaque prise jusqu'à la dose maxima de 15 gouttes, deux fois par jour, qu'il faudra continuer jusqu'à guérison.

Enfants de 3 à 6 mois, commencer à 6 et s'arrêter à 20
»   6 à 1 an,   »   8   »   20
»   1 à 2 ans,   »   10   »   25
»   au-dessus,   »   15   »   30

Nous conseillons de s'y conformer aussi exactement que possible et de faire prendre simultanément la potion suivante :

Pepsine codex. . . . . 5 gr.
Acide chlorhydrique. . . 5 à 8 gouttes
Ou lactique . . . . . 2 à 4 gr.
Sirop de fleurs d'oranger q. s. p. 120 cent. cubes.

Adultes : 50 gouttes deux fois par jour après les repas de midi et du soir dans de l'eau sucrée.

RÉGIME

1° *Diète hydrique.*

Remplacer le lait par une quantité au moins égale d'eau pure bouillie à laquelle on ajoutera un peu de sucre après quelques heures.

Un enfant de six mois devra prendre 1 litre en 24 heures.

Un enfant de un an, 1 litre 1/2.

Donner l'eau légèrement tiède avec le biberon, la timbale ou la cuillère.

D'abord donner 25 gr. tous les quarts d'heure, puis 50 gr. toutes les demi-heures. Augmenter à mesure qu'on éloigne les prises.

Durée de la diète hydrique de 12 à 36 heures, 48 heures au maximum.

(BALL).

2° Décoctions végétales et bouillons aux légumes.

La diète hydrique ne pouvant pas être indéfiniment prolongée, si la diarrhée persiste ou réapparaît à une tentative de réalimentation lactée, on peut remplacer l'eau par les décoctions végétales suivantes :

Dans 3 litres d'eau faire bouillir durant 3 heures une cuillerée à soupe de :

Blé . . . .
Orge perlé . . . . .
Maïs concassé . . . .
Haricots secs . . . .
Pois secs . . . . . } Bruts ou décortiqués
Lentilles. . . . . .)

Ajouter 5 gr. de sel à la fin de la cuisson. Passer et faire consommer pur par quantités variant à chaque fois selon l'âge de 150 gr. à 250 gr.

Ne pas conserver plus de 24 heures cette décoction.

Y ajouter selon les cas une cuillerée à dessert ou à café de crème d'orge ou de riz pour en faire des bouillies claires.

(COMBY).

On prépare ainsi le bouillon aux légumes :

Carottes . . . . . . }
Pommes de terre . . . } ââ 65 grammes
Navets . . . . . .)
Pois . . . . } ââ 25 grammes
Haricots secs . . . .)
Eau . . . . 1 litre

Faire bouillir 3 heures, ajouter 5 gr. de sel. Passer. Additionner de q. s. d'eau bouillie pour ramener à 1 litre.

(MÉRY).

Ce bouillon donné pur chez les enfants de moins de trois mois, ou au début de la diarrhée, pourra ensuite servir à faire des bouilliés par l'addition d'une cuillerée à café de farine de riz que l'on fera cuire durant 15 à 20 minutes.

Nous recommandons nous-mêmes et avec de bons résultats la formule suivante, surtout chez les enfants âgés de quelques mois :

Dans 3 litres d'eau faire bouillir durant 3 heures un morceau de poulet et une cuillerée à dessert de chaque espèce suivante jusqu'à réduction de moitié :

Carottes . . . . . . ⎫
Navets . . . . ⎬ finement hachés
Pommes de terre . . . ⎭
Riz . . . .
Pois . . . . ⎫
Lentilles. . . . . . ⎬ décortiqués
Haricots. . . . . . ⎭

Ajouter une petite cuillerée à café de sel ; passer à une passoire assez fine sans écraser les légumes et donner par tasses à café ou à thé toutes les 3 ou 4 heures.

Comme le fait remarquer justement Comby, la grande difficulté est de reprendre l'alimentation, le lait pur paraissant souvent être devenu un véritable poison.

L'inertie stomacale, l'atonie gastro-intestinale sont telles que la flore inoffensive du début se trouve dans les conditions les plus favorables pour acquérir cette virulence et ces propriétés d'exception pathologique dont nous avons parlé.

Chez l'adulte, à la dose de 1 gramme ou 50 gouttes, le Stibiol ordonné simultanément avec des cultures lactiques (Metchnikoff) donne des résultats manifestement supérieurs. Il est indiqué chaque fois qu'il y a entérite, selles fétides, état saburral des voies digestives, langue chargée, etc.

Médications annexes

Si la médication par les sels antimoniés constitue le traitement de fond des troubles fonctionnels du tube digestif de l'enfant, il n'exclut pas certaines médications agissant directement sur les conséquences immédiates de l'infection ou sur les infections secondaires qui accompagnent souvent le colibacille et ses modifications (staphylococcus et autres pyogènes, bacille de Kock, etc.).

Les sels de chaux insolubles (phosphate tricalcique, carbonate de chaux) agissent sur la décalcification accusée par la constance de la phosphaturie (Ferrier).

Les cultures lactiques exerçant une concurrence vitale laquelle se joignant à l'action phagocyte pour détruire les microbes pathogènes et en fixer leur toxine (Metchnikoff) peuvent être ordonnées en même temps que le Stibiol et augmentent les chances de succès.

J. TERRASSE

Pharmacien de 1re classe, Lauréat

PONT-DE-ROIDE (Doubs)

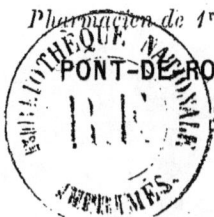

Imprimerie du Petit Mo..tbéliardais. — Montbéliard